AF388684

MOYENS D'ALIMENTATION

ÉCONOMIQUE ET SAINE,

ET

PRÉCEPTES D'HYGIÈNE,

EN FAVEUR DES INDIGENTS,

A propos de la disette des pommes de terre.

Par M. LIMOUZIN-LAMOTHE,

Pharmacien, Professeur d'agriculture, d'économie rurale et de sciences usuelles appliquées aux besoins domestiques ; Correspondant de l'académie royale de médecine, de la société royale et centrale d'agriculture, etc., etc., etc.

SECONDE ÉDITION.

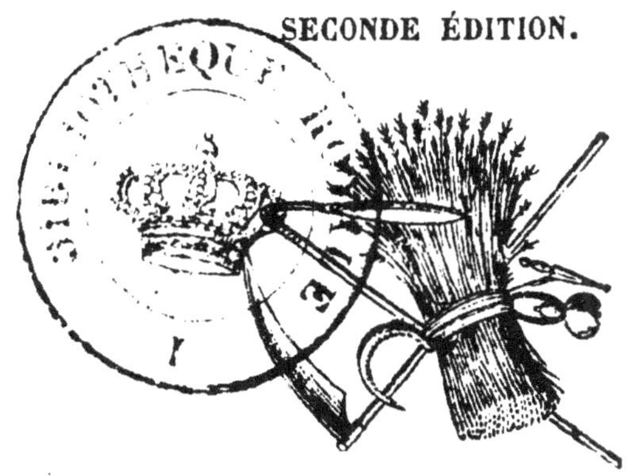

TOULOUSE,

IMPRIMERIE DE Ph. MONTAUBIN,

PETITE RUE SAINT-ROME, 1.

1847.

toujours sous une forme simple et très-élémentaire, de nouveaux matériaux se liant à mon sujet.

Si la plus douce récompense, pour un auteur, est, après le témoignage de sa conscience, la sanction des gens de bien, des hommes éclairés sur son œuvre, je puis dire en jouir dans toute sa plénitude ; et c'est le cœur dilaté de consolation que j'offre aux malheureux de toutes les classes, ce témoignage de dévouement et d'intérêt à leurs saintes infortunes.

MOYENS D'ALIMENTATION

ÉCONOMIQUE ET SAINE,

et

PRÉCEPTES D'HYGIÈNE,

EN FAVEUR DES INDIGENTS,

à propos de la disette des pommes de terre.

DANS un avis aux cultivateurs, publié en l'année 1845, par ordre du Gouvernement, l'on signale les altérations de la pomme de terre ; l'on indique ses moyens de conservation, son emploi, les précautions à prendre dans sa culture enfin ; voilà tout. Nous venons suppléer à une lacune de cette publication, quant au remplacement de la pomme de terre, par des aliments nutritifs et peu coûteux , qui permettent d'attendre la récolte prochaine. C'est là, ce nous semble , la question d'opportunité dans les circonstances précaires où peuvent se trouver les populations rurales surtout. De là nous prendrons occasion de dire un mot sur d'autres points qui s'y rattachent , notamment sur quelques moyens hygiéniques et d'économie domestique , de nature à prévenir ou atténuer les tristes effets de la misère.

Chercher des cultures précoces et nutritives ; s'aider d'autres productions alimentaires, notamment des matières nourrissantes , sous un petit volume , et peu coûteuses ; voilà ce que nous nous proposons ici , en rappelant que c'est dès la fin de 1845 que nous écrivons.

La première chose à faire, donc, ce serait de planter précocement, de suite , et dans quelque partie de champ fertile, à défaut de jardin assez spacieux , des choux , fumés à chaque pied , soit pour hâter leur développement , soit pour favoriser la culture des pommes de terre en place qui doit bientôt leur succéder. Et ce que nous disons pour cette année, nous le disons aussi pour toutes celles où le manque de cultures essentielles pourrait faire craindre , sinon une famine réelle , mais encore des difficultés sérieuses et pénibles relativement aux subsistances.

Le chou, comme plante azotée, participant des matières animales, est très-nutritif par lui-même. Il s'agit donc de pouvoir en consommer davantage en donnant de l'extension à sa culture. Nous en disons autant des autres plantes potagères, en choisissant toujours les plus alimentaires.

Le chou encore pourrait être manipulé comme il l'est dans quelques contrées d'Allemagne et même en Alsace, où, outre la dessication des feuilles et du cœur pommé coupé à tranches, on fabrique encore la choucroute, si en usage dans ces pays.

Si le blé est le grain privilégié de la Providence, croissant sous tous les climats où l'homme peut vivre, le chou aussi, et plus que tous les autres, est le légume béni de Dieu, croissant en faveur de l'homme, sous tous les climats, sous toutes les températures; variant à l'infini dans ses espèces : choux feuillus, choux pommés, choux de toutes les saisons et de tous les terroirs ; légume donc que l'on ne saurait trop préconiser.

Dans les quinconces des choux et dans les autres intervalles, si cela se peut, l'on semera des fèves de primeur, fumées aussi, afin de les avoir plus

belles et surtout plus hâtives. L'on aura le grain
en vert avant que l'on eût pu avoir les pommes de
terre précoces, ce qui permettra d'attendre celles-ci.
La fève , contenant un principe phosphaté , se
rapproche, en cela, des matières animales aussi, et
voilà ce qui rend ce légume si nourrissant. Une
dose plus copieuse dans le pot, ou mangée en vert,
permettra de ménager le pain. L'on ne restera pas
de semer plus tard des fèves en ligne comme de
coutume.

Ce légume , le plus nourrissant et le moins cher
de tous, devrait être employé plus généralement
qu'on ne le fait à la nourriture des ménages ruraux,
soit bouilli et assaisonné , soit à l'état farineux
dans le pain , soit associé à d'autres grains encore.
Il est des contrées , la Gascogne par exemple , où
la fève est le légume usuel de toute l'année ; et remarquons que , de même que le pois bisaille , dont
nous parlerons , ces deux légumes infiniment moins
chers que les haricots et que le riz surtout , sont
aussi beaucoup plus nourrissants.

Si pour le grand nombre des agriculteurs , toute
pomme de terre est une pomme de terre , d'autres
savent qu'il en existe de très-précoces, pouvant
être d'une grande ressource dans les circonstances

de gène alimentaire telles que celles où nous nous trouvons, ces années 1846 et 1847 par exemple, la Kidney, la Vitelote, la naine hâtive, la Schawe, l'ananas jaune, la segonzac, et d'autres encore. A défaut de celles-ci cependant, l'on plantera celles que l'on aura : un tubercule ou un tronçon en remplacement de chaque chou, au fur et à mesure qu'on les arrachera. Trouvant là une terre fumée et ameublie, la pomme de terre y croîtra vite. L'on fera de même en remplacement de chaque pied de fève. Plus tardives ici que les pommes de terre précédentes, mais plus précoces que celles à grande culture, l'on pourra mieux attendre ces dernières. A propos de la semaille des pommes de terre, un bon moyen antiseptique d'atténuer l'effet de la maladie, c'est de laisser tremper plusieurs jours les tronçons dans de l'eau salée, les roulant ensuite dans de la suie avant de les planter.

Le topinambour qui ne gèle pas, qui se conserve dans la terre là où il est venu, serait aussi un bon auxiliaire de la pomme de terre, si l'on eût eu l'attention de le cultiver ainsi qu'on aurait dû le faire. Les bestiaux s'en engraissent mieux qu'avec la pomme de terre, ce qui serait un moyen d'économiser celle-ci et de la suppléer au besoin.

1*

La patate, autre tubercule féculent mériterait aussi d'être cultivée à ces fins.

Combien d'autres plantes à racines féculentes encore : l'asphodèle, la bryonne, l'orchis, etc., etc., auxquelles on pourrait avoir recours dans une disette extrême, pour arriver aux quelques jours où les cultures alimentaires pourraient être récoltées. On a mentionné les tubercules du dahlia, farineux aussi. L'*oxalis crenata* dont la culture est déjà introduite dans nos jardins, nous offrirait ses ressources. Le marron d'Inde lui-même, épuisé de son amertume par le procédé de Baumé, peut aussi servir à la nourriture. Mais c'est surtout les racines potagères, en mettant en tête celle du panais comme étant une des plus nourrissantes par sa pulpe farineuse qui offrirait les plus précieuses ressources, puis, la carotte et la betterave, le salsifis, la scorsonère, etc. Outre qu'elle est très-nourrissante, remarquons encore que la betterave porte avec elle son assaisonnement, et peut être mangée sans aucun apprêt, mais cuite au four ou sous la braise, perdant alors une partie de son eau de végétation et concentrant davantage la matière sucrée dont la déperdition aurait lieu en partie si la betterave était mise à bouillir.

La rave peut être mangée crue aussi, à la manière des radis ; son propre arome anti-scorbutique et le sel granulé dont on la frotte suffisent, sans autre, au goût de nos paysans. Habitués au blé, au seigle, au maïs presque exclusivement, nos paysans dédaignent ou ignorent l'usage des autres farineux, l'orge, l'avoine, la paumelle, l'épeautre, le sarrazin, le sorgho, avec l'usage desquels on se nourrit bien, cependant, dans d'autres contrées ; avec lesquels donc ici, comme dans les climats bien favorisés, l'on ne doit pas appréhender de souffrir de la faim, lors même que la pénurie d'une denrée première viendrait à se faire sentir. Il ne s'agit que de vouloir et de savoir mettre en usage des auxiliaires, en suppléant une nourriture par une autre, en s'aidant de celles que l'on a, selon les localités qui permettent de les produire.

Indépendamment des grains dont nous venons de parler, les divers millets et panis sont propres à faire un pain nourrissant et bon, surtout leur farine étant mélangée à celle du froment, du seigle et des autres céréales. *Clusius*, *Pakinson*, *Rhéede*, indiquent même la manière dont on se nourrit, dans l'Inde, avec le pain préparé au moyen de ces grains seuls.

Il est des contrées où l'on se nourrit du pain de sarrazin pur ; mais si sa farine est mêlée à celle du froment et du maïs, à parties égales de chaque, le pain en sera de bon goût et plus délicat.

L'on peut facilement s'accommoder d'un pain fait avec trois parties de farine d'épeautre sur une de farine de fèves, étant moins lourd et moins visqueux alors qu'avec la farine de seigle.

La farine de vesce, mêlée par tiers à celle du froment, donne un pain que les paysans de la Toscane préfèrent à tout autre, à cause de sa saveur et de ses qualités nutritives : c'est qu'ici encore la vesce contient de la matière phosphatée.

Le curé de *Quincey* et le vicomte de *La Maillardière* ont préparé, chacun avec des modifications, un pain économique, bien levé, agréable et nourrissant, en étendant la pâte ordinaire avec de la courge bouillie et bien égoutée, ou encore en mêlant à la courge du levain et diverses farines.

De son côté, *Melsbach*, de Rengsdorff, a préparé, en faveur des malheureux, un pain composé de parties égales d'orge, d'avoine, de fèves et de vesces, à quoi l'on ajoute une égale partie de pommes de terre bouillies. Ce pain, nourrissant, de bon goût et sain, a été substitué avec succès, dans la Saxe, au pain commun ordinaire.

Ceux des farineux qui se refusent à la panification, du moins employés seuls, ainsi que les farineux eux-mêmes, peuvent très-commodément être utilisés en nourriture, préparés en bouillie : l'une des meilleures, et elle serait délicate même pour tout le monde, c'est celle de l'avoine, combinée avec la châtaigne, qui lui donne un goût sucré ; l'avoine, de son côté, contenant un arome spécial qui en relève la saveur. Une bonne assiettée de purée mixte, si l'on veut, nourrit et leste tout à la fois : avec cela l'on tient.

La polenta avec le sarrazin, rehaussée par le fromage, est nourrissante et délicate.

Il existe plusieurs recettes de soupes économiques, que l'on pourrait indiquer, au besoin, soit en faveur des familles nombreuses, indigentes, soit à l'usage des établissements publics, des hospices, des prisons, dans des temps de disette ou pour fournir une plus ample nourriture, ainsi que pour la varier. Dans les salles d'asile, par exemple, où le premier âge a le plus de besoin de nourriture copieuse, pour mieux assurer un bon développement des forces et une bonne constitution à venir.

Remarquons, à propos de soupes , que , toutes choses égales d'ailleurs , cette forme d'alimentation est à la fois la plus efficace et la plus économique, celle qui remplit le mieux la double condition de lester et de nourrir : on peut s'en assurer par comparaison. Le même volume de pain mangé à bouchées , dans un repas , ne serait pas consommé mis à l'état de soupe ; et à cet égard encore , observons que sous cette forme aussi il y a économie évidente à se servir de beau pain , de pain de farine, de pain bien levé surtout ; il se gonfle , il se dilate , il absorbe plus de véhicule ; à poids égal , il occupe infiniment plus de volume que ne le fait le pain bis des paysans , le pain tassé et compacte de nos montagnards. Que doit-ce être du pain manqué , du pain brûlé , du pain moisi ? Si dix tranches de beau pain de boulanger suffisent pour une copieuse assiettée de soupe, je suppose, il en faudra vingt tranches et plus , peut-être , du pain commun , pain de seigle et autres farineux analogues. Il faut moins boire d'ailleurs avec la soupe , et le repas est aussi plutôt fait. Ainsi , il y a perte réelle , évidente, à interdire l'usage du pain blanc , du moins pour la soupe. Je prie de vouloir en faire l'expérience, et on en sera bientôt convaincu. Outre cela encore, le pain blanc est infiniment plus nourrissant à poids égal : cela se conçoit sans avoir besoin d'être expliqué.

Du reste, je ne dis pas que ce doive être là le repas universel ; non : j'apprécie toute la valeur de l'excitation salivaire dans la mastication, pour stimuler l'estomac et perfectionner le suc gastrique ; mais, avant tout, il faut de l'alimentation, et une alimentation qui tape le gaster robuste des paysans. Ne craignons pas que cet organe soit chez eux jamais assez flasque, assez énervé pour ne pas s'accommoder de soupe seule, sans des intervalles trop rapprochés de repas, où la mastication joue son rôle.

On s'explique pourquoi ces derniers repas demandant plus de matière alimentaire, sont aussi plus coûteux sans mieux nourrir ; c'est que d'un côté, l'estomac surexcité, secrète une plus grande quantité de suc gastrique, qui le stimule sans cesse et appelle sans cesse aussi de nouveaux aliments, jusqu'à ce que la satiété arrive enfin ; mais elle tarde souvent, selon l'aptitude de l'organe, et l'on voit des malheureux qui, jamais rassasiés, mangeraient continuellement. Une copieuse soupe leur tapissant tout à coup la membrane stomacale , satisfait tout à coup aussi l'appétit , et le but de l'alimentation est rempli.

Mais c'est pour les enfants surtout que les soupes sont merveilleusement salutaires ; aussi je ne saurais trop les recommander pour les enfants des pauvres , chez les salles d'asile , par exemple ; c'est , à n'en pouvoir douter, de la manière dont un enfant aura été bien ou mal nourri que dépend l'avenir de sa bonne ou de sa mauvaise constitution. Devenu homme , ses formes musculaires seront exactement en rapport avec le développement corporel étant enfant.

Il est , à cet égard , une remarque que tout le monde peut vérifier : c'est les deux extrêmes que l'on voit dans les campagnes , où cependant le bon air que l'on y respire , les distractions et l'exercice presque continu sont de si puissants moyens hygiéniques pour tout le monde et pour les enfants surtout : sous ces trois salutaires influences cependant , les enfants des pauvres gens , des laboureurs misérables , seront peu fournis , auront une mine souffreteuse , tandis que les enfants des cultivateurs aisés, des bons pagès, seront pleins de vigueur et de santé , colorés et rebondis. A ceux-ci , l'alimentation n'ayant pas manqué , le développement a suivi son cours dans toute son intégrité, dans toute sa plénitude. Aux autres, l'alimentation ayant failli, ayant été insuffisante ou malsaine, le développement s'en est ressenti et la constitution physique en reste et ne restera toujours appauvrie.

Chez l'homme fait, l'alimentation n'a qu'un seul objet : entretenir la vie dans toute sa plénitude, nourrir. Chez l'enfant, comme chez l'adulte; mais cependant plus encore chez le premier elle a deux objets à remplir, deux destinations simultanées : nourrir aussi, et de plus fournir à l'accroissement, au développement parfait du corps, dans toute sa plénitude encore. C'est comme s'il y avait chez eux, pour mieux me faire comprendre, deux sortes d'assimilations : d'un côté, l'assimilation nécessaire à l'entretien du corps, comme chez l'homme fait, et de plus l'assimilation indispensable à son accroissement. En un mot, il y a chez l'enfant une puissance d'absorption double de molécules ou principes alimentaires, alors que chez l'homme fait cette puissance est unique. C'est ce qui explique, outre encore une transpiration plus abondante, pourquoi les enfants mangent proportionnellement plus que les grandes personnes, et pourquoi leurs repas sont plus fréquents. Il faut donc les satisfaire à cet égard.

S'il était besoin de mieux faire apprécier nos conseils, nous citerions des faits qui se passent sous les yeux de tous les gens de la campagne. Les agriculteurs ignorants ou lésineux qui achètent de jeunes bestiaux pour les hiverner, les affouragent tout juste assez pour ne pas les voir mourir de faim, se proposant, disent-ils, de les dédommager au printemps à l'aide de la dépaissance ou des fourrages verts à la crèche. Qu'arrive-t-il? c'est que ce jeune bétail rachitique, étiolé, exténué de maigreur, coûte ensuite prodigieusement à réparer, se ressent, comme il se ressentira toujours de la pénurie primitive d'alimentation où il s'est d'abord trouvé. C'est que, chez lui, la fibre a été comme racornie en quelque sorte et ne peut plus se prêter suffisamment à la distension nécessaire à l'accroissement musculaire.

Au contraire, les agriculteurs plus instruits qui ont bien entretenu de tout point leurs jeunes bêtes pendant l'hiver, les voient arriver, au printemps, en bonne chair et sans être affamées, parvenir à une croissance rapide, ardents et pleins de force à la suite du premier vert. Ceux-ci auront, étant

faits, toujours de la vigueur, toujours de l'énergie ;
les autres ne seront jamais que des bestiaux chétifs
et rabougris. Il en est absolument de même des
enfants devenus hommes, si, dès leur bas âge,
ils n'ont pas été suffisamment sustentés. Voyez
aussi les troupeaux dépaissant dans des landes
arides ou dans de stériles bruyères, comparés à
ceux que l'on conduit dans des pâturages sains et
abondants ; c'est encore tout de même.

Ne compromettons donc pas l'avenir corporel
de nos laboureurs, de nos ouvriers, de nos arti-
sans, de nos soldats, en un mot de nos hommes
de peine futurs, en les privant, dans leur jeune
âge, et dans leur enfance surtout, d'une alimentation indispensable au parfait développement des
os, des muscles, de tous leurs organes en un
mot, aussi bien qu'au développement des facultés
intellectuelles, dont les rapports, les liaisons avec
l'énergie vitale, ne sauraient être mis en doute.

Je crois devoir donner ici l'exemple, afin de
m'appuyer sur des faits, d'une soupe-purée bien
nutritive et la plus économique de toutes comme
la plus facile à préparer.

Ayez six litres de pommes de terre ; deux litres
de fèves, un litre de pois bisaille ou autres, quatre

raves, deux ou trois ognons et de l'ail ; faites cuire, réduisez en pâte, passez par une passoire afin de séparer les pellicules, remettez sur le feu, étendez d'eau suffisamment, ajoutez du sel et un peu de graisse ou d'huile, formez une bouillie bien claire, alternez dans un plat deux ou trois couches de pain et une couche de cette purée. Avec deux kilos de pain vous ferez ainsi une grande terrine de soupe qui ne reviendra pas à plus de 1 fr. 50 c. On l'améliorera encore en y ajoutant du topinambour dont la matière sucrée en rehaussera le goût, y faisant bouillir un chou, etc.

Ainsi donc, tantôt sous forme de soupe, tantôt sous forme de bouillie, de purée, de polenta, etc., tantôt ces mélanges diversement combinés (et on peut les varier à l'infini à l'aide des diverses substances alimentaires dont nous parlons dans cet ouvrage), voilà de quoi bien alimenter, de quoi sainement nourrir à bon marché des enfants et de grandes personnes, moyennant dix à vingt centimes par jour.

De copieux herbages dans la soupe la font manger avec plus de plaisir, la rendent plus nourrissante, outre que ces herbages peuvent, assaisonnés sous forme de saupiquet, être mangés à part avec du pain. Ainsi les blettes, poirées, choux-raves, laitues, épinards et autre jardinage analogue peuvent ainsi être utilisés. Le cresson, la roquette, l'oseille, le nazitor, sont mangés crus avec du pain, ainsi que je l'ai vu souvent. Mes camarades d'enfance et moi en avons souvent mangé en courant dans les jardins. Le goût fortement prononcé de ces herbages les rend appétissants, autant que les principes anti-scorbutiques dont ils sont pourvus les rendent salutaires à la santé ; ils portent d'ailleurs leur assaisonnement avec eux par leur goût légèrement stimulant et aromatique.

Quiconque voudra donc se donner la peine de chercher dans son intelligence des moyens économiques d'alimentation, en trouvera bien sûr dans les combinaisons, dans les amalgames des substances alimentaires, comme dans les moyens de préparation. Ainsi, avec tous les farineux, tous les légumes, tout le jardinage possible, y ajoutant, selon les facultés, les matières gélatineuses ou autres substances animales dont nous avons parlé.

Les paysans font une grande consommation d'ognons ; ils devraient en manger encore davantage. L'homme aisé mange volontiers seul le pain

2*

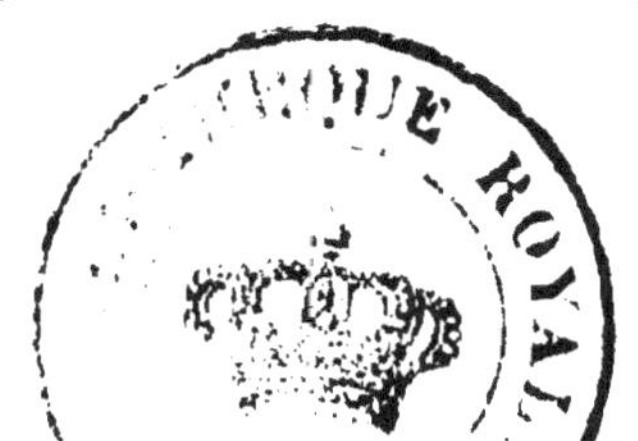

savoureux du ménage ; mais le pauvre a besoin d'un auxiliaire pour faire glisser le pain défectueux, le pain grossier dont il se nourrit habituellement : or, en cela, les ognons crus ou cuits lui sont d'un grand secours ; et la cuisson modifiant la nature de ce légume, doux et sucré alors, cuit sous la cendre, au four ou dans le pot, il porte avec lui, en quelque sorte, son assaisonnement.

Les indigents n'ayant que leur pauvre mauvais pain et ses auxiliaires ou succédanés, cherchent, par tous les moyens possibles, à se le rendre un peu plus savoureux et appétissant : tantôt c'est en le trempant, lorsqu'il est durci, surtout dans une eau légèrement vineuse ou vinaigrée ; tantôt dans de la piquette s'ils en ont, ou bien dans de l'eau pure. Tantôt encore ils le feront griller devant le feu ou sur les charbons, et ce léger torrissage en sera l'assaisonnement comme le seul excitant ! La pomme de terre, la betterave, la châtaigne, cuites sous la braise, sont infiniment plus savoureuses que bouillies ; c'est que, outre la concentration de la matière sucrée et une tout autre modification des principes, une légère torréfaction en rehausse le goût ; mais ce sont encore là des extra pour les indigents, pour ceux des villes surtout. Il en est tant qui manquent de bois ! Obligés de le ménager , peuvent-ils se donner toujours une rôtie ? Espérons que l'instruction rurale , plus répandue par les instituteurs auxquels nous donnons aussi des leçons sur les sciences domestiques, apprendront à utiliser le combustible mieux qu'on ne le fait , tout en se chauffant mieux aussi.

Du reste , et c'est avec bonheur que nous en convenons : à la campagne , le combustible est une compensation réelle à bien d'autres privations que n'ont pas les indigents de la cité ; et , lorsqu'après tant de misères diverses, ceux-ci se trouvent encore sous le coup de la misère du chauffage, leur position en devient bien plus cruelle encore. C'est qu'à la ville, il faut tout acheter , il faut tout mendier , il faut tout accepter , si parcimonieuses que soient les aumônes , et elles sont minimes, en effet, proportionnellement aux besoins.

Dans la campagne , au contraire , d'un biais ou d'un autre , le pauvre a toujours du bois à mettre dans son foyer. S'il n'en a pas à lui, il en cherche ; il en trouve par-ci par-là ; il en ramasse sur ses pas, en revenant des travaux ; il en coupe , de portion avec les propriétaires ; ceux-ci donnent à défricher, pour les souches , qui restent alors aux ouvriers , ou leur laissent généreusement enlever le bois mort dans leurs bois. Bref, les indigents, à la campagne, ne souffrent pas du chauffage, et, chez eux, un bon feu dédommage la famille de bien d'autres misères qu'elle a à endurer.

On n'a peut-être pas assez remarqué une réciprocité de bienfaisance du pauvre au riche, comme une espèce de compensation dans l'exercice de la charité ; et c'est dans le chauffage surtout que le premier remplit ce précepte divin assez souvent. Combien de voyageurs ne vont-ils pas, durant leur trajet en rase campagne, frapper à une humble chaumière, et y demander l'aumône du feu si la saison est trop rigoureuse ?

Là donc où l'on est forcément obligé de le ménager, l'on se prive des adoucissements qu'il procure, de celui surtout que l'on trouve à la cuisson des aliments et de la rôtissure de quelques-uns, ceux préparés au maïs notamment.

Ceux que nous appelons ici millas dur et millas mol, s'ils ne sont mangés chauds, venant de se faire, ne peuvent guère être mangés avec plaisir, si le grillage ne les a réchauffés. Il est un procédé qui rend cet aliment économique tout en rendant plus économique aussi son rôtissage. C'est d'amal-

gamer dans sa cuisson au chaudron , de la courge
en suffisante quantité , qui en accroît le volume ,
le rend plus agréable, et fait prendre aux tranches
cuites sur le gril croûte et rousseur bien plus
promptement que si le millas était fait de farine
de maïs seulement.

Nous aurions tort de ne pas mentionner ici un
légume que l'on dit grossier et que l'on dédaigne
pour soi , le destinant exclusivement aux pigeons
et à la volaille. C'est la bisaille ou pois gris. L'ayant
analysé , j'y ai trouvé plus de matière féculente
alimentaire que chez les pois ordinaires. Alors ,
j'ai usé de supercherie ; j'ai été un peu charlatan
par humanité. Chez des cultivateurs qui ne con-
naissaient pas encore ces pois , je les ai donnés
comme nouvellement introduits sous le nom de *pois
à pain*, parce qu'ils économisaient le pain en nourrissant autant. On en a cultivé cette année ; on en
a mangé ; j'en ai mangé moi-même, et les ai trouvés
bons et surtout très-nourrissants. J'ai la confiance
que l'on finira par les cultiver en grand , et que
cette culture se répandra comme celle des autres
légumes, et plus encore , car celui-ci plus robuste,
est moins difficile sur la qualité du sol. Je dois de
m'en être pourvu, car on ne le connaissait pas dans

nos cultures , à l'obligeance de M. le comte d'Aragon, notre nouveau député, dont le dévouement aux progrès de l'agriculture est aussi actif qu'éclairé.

Indépendamment des cultures alimentaires qui sont d'actualité et que l'on renouvelle chaque année, il serait bon de se livrer à la culture plus en grand des végétaux vivaces , et de la voir encouragée surtout ; par exemple le châtaigner , cet arbre rustique que l'on n'apprécie jamais assez , est aux autres arbres de nos plantations ce que le pauvre laboureur est aux autres hommes. Le châtaigner , c'est le paysan , c'est le lourdeau , c'est le rustre de l'arboriculture, lorsque le mûrier en est l'élégant, le damoiseau, que l'on soigne, que l'on taille, que l'on façonne , décorant nos avenues et les alentours du château; et cependant le châtaigner ne demande aucun soin , s'accommodant de tous les climats , des sols siliceux, schisteux et granitiques ; peu difficile en tout. Après avoir nourri l'homme et ses bestiaux, il sert , outre le foyer, à ses constructions et à son industrie , à ses planches, à ses tonneaux ; comme, pendant toute la durée de sa vie , sa feuille a servi à la litière des animaux domestiques, toujours trop rare dans les pays de montagnes. On parle de reboiser nos montagnes ,

nos landes , nos revers , nos rives incultes : on a
là le châtaigner , cet arbre à pommes de terre aé-
riennes ; et nul n'y pense , tant il est vrai que les
choses , comme les hommes les plus utiles , sont
aussi les plus dédaignées ! Si nos vacants qui en
sont susceptibles , si nos friches rocailleuses , si
nos collines agrestes , étaient garnis de châtaigners;
non , je n'exagère pas , connaissant les localités de
nos contrées , nous aurions neuf dixièmes en plus
de châtaignes , dont nous sommes privés. Quelle
ressource précieuse laissons-nous donc perdre par
notre faute !

Je ne résiste pas à consigner ici une remarque
qui se présente instantanément à ma pensée ; c'est
précisément la nourriture destinée au pauvre , en
faveur de laquelle la nature , ou mieux la prévo-
yante providence est , en effet , la plus libérale.
Ainsi la châtaigne , recouverte d'épines défensives
et d'un cuir imperméable ; le sarrazin , donnant sa
graine en peu de jours et à la suite d'une autre culture ; la pomme de terre , à moins d'une exception
malheureuse , garantie dans le sol de toute intem-
périe ; le topinambour encore ; le maïs , fortement
noué à une tige robuste , abrité par un manteau
d'enveloppes nombreuses : je le demande , n'est-ce

pas là une œuvre de bénédiction en faveur de l'indigence ?

Tout est sérieux, tout intéresse lorsqu'il s'agit de soulager la misère publique, de prévenir ou de parer une disette ; de faciliter aux nécessiteux les moyens de se nourrir, en un mot de présenter au pauvre l'aliment qui peut le soutenir pendant les jours mauvais et lui permettre d'attendre les jours meilleurs. Que des esprits frivoles ou ignorants haussent les épaules ou sourient à ce que nous disons ; que l'égoïsme détourne la tête et nous dédaigne ; vienne une année calamiteuse, vienne une époque difficile ; viennent des jours affreux tels que ceux dont l'Irlande, l'Écosse, et d'autres contrées malheureuses sont aujourd'hui frappées; vienne une de ces époques lamentables par les insurmontables difficultés, et alors nous serons approuvé, peut-être. Eh ! il est des familles pour lesquelles toute la vie est une existence d'angoisses et de gêne perpétuelles, peut-être de désespoir? Empêcher donc un seul homme de mourir de faim, n'est-ce pas un acte sublime ; n'est-ce pas une œuvre méritoire devant Dieu et devant les hommes? Ayons au moins des entrailles.

Nous lisons dans un auteur grave : «Les racines

» et les tiges du chiendent peuvent être employées
» à la nourriture de l'homme. En Suède, après
» les avoir lavées et fait sécher, on les broie, on
» les fait moudre, et mêlées à de la farine, on en
» fait du pain. On en extrait aussi une gelée su-
» crée, agréable et nourrissante ».

Ainsi les substances qui nous paraissent les plus
fibreuses, les plus coriaces, les plus insipides,
contiennent quelquefois des principes très-nutritifs.
Si, pour les bestiaux, le foin est le froment de la
crèche, le chiendent devrait en être la pomme de
terre ; quant à l'homme, toujours est-il démontré
que les herbes potagères, les légumes, les racines,
cuits dans la décoction du chiendent bien écrasé,
moulu même, seraient beaucoup plus nourrissants
que cuits dans l'eau seule.

Il en serait de même de la décoction de son,
qu'en outre on pourrait utiliser à la préparation du
pain manipulé avec la farine des autres grains qui
en seraient plus nourrissants d'un quart, au rapport de *Chomel*, le son retenant une portion de
farine, et renfermant dans sa pellicule une matière
mucilagineuse nutritive.

Cependant l'homme, omnivore par sa nature,
ne saurait s'accommoder longtemps d'une nourri-

ture trop végétale qui le prédisposerait à une constitution lymphatique, en affaiblissant trop ses organes. Ce qu'a donc de flatueux et de débilitant le régime végétal prolongé, sera, en bonne hygiène, corrigé par une alimentation animalisée, une ou deux fois la semaine si c'est possible. Nous ne parlons pas de la poule au pot, hélas !.... Mais il est une chair que les gens de la campagne peuvent se donner à rien ne coûte, et ils ont tort de la négliger : c'est le lapin, auquel les herbes seules, les racines et les feuillages suffisent; et la campagne fournit cela en toute saison. Le lapin, d'ailleurs, est si vite venu ; il pullule tant, que l'on peut s'en fournir presque tout de suite. Si on le voulait bien, il n'est pas de famille rurale qui ne pût se donner une étouffée de lapin chaque semaine. Ainsi les forces musculaires, le ton des organes, l'énergie vitale, seraient mieux soutenus par cette petite addition de nourriture animale.

Le sang des animaux que l'on abat, les pieds, quelques autres extrémités que l'on rejette, les diverses issues pouvant être utilisées à la nourriture, toutes ces matières alimentaires devraient être recueillies et consommées dans les familles rurales surtout, pour corroborer les autres subsistances , en diminuant le pain et la pomme de terre , et non les laisser se perdre dans la rivière , ainsi que cela se pratique en beaucoup de lieux , dans l'ignorance où l'on est de ces choses , et cela encore au détriment de l'engrais azoté dont ces matières pourraient enrichir l'agriculture.

Le laitage et ses préparations , le fromage surtout est aussi un bon correctif de la nourriture végétale à laquelle il s'amalgame sous mille formes variées. Si pauvre que soit un ménage rural , il peut élever une chèvre en la nourrissant même toujours dedans avec de grossiers herbages et de rustiques broussailles. Dans le Mont-d'Or , aux environs de Lyon , ailleurs , où l'on élève des chèvres , elles ne sortent jamais , n'occasionnent donc pas des dégats , et donnent néanmoins beaucoup de lait.

Je n'ose parler ici des os , des matières cornées , des tendons , des cartilages , à cause d'une répugnance mal conçue , qu'un funeste préjugé entretient. Il n'en est pas moins vrai que ces matières , tout inertes qu'elles paraissent , contiennent prodigieusement de gélatine concentrée. Il suffirait de les bien diviser , de les faire longtemps bouillir pour l'extraire. Tout ce qui serait cuit ensuite dans cette décoction serait beaucoup plus nourrissant. Combien de fois ne jette-t-on pas à la rue une gélatine tremblante et concentrée, provenant des chairs que l'on a fait bouillir dans l'eau? C'est un bouillon très-nutritif dont l'indigence pourrait fort bien s'accommoder. Et vous l'en privez, ignorants que vous êtes ! Oui, l'on est en peine de nourrir les pauvres ; l'on en recherche les moyens, et l'on abandonne aux chiens, qui s'en repaissent, la gelée des chairs de cochon jetée sur la voie publique ; cela se voit ici tous les jours.

Il est, dans d'immenses proportions, une matière animale répandue dans toute la nature ; elle est saisissable et sensible sur le sol que nous foulons ; mais telle qu'on la voit, elle n'est pas propice, elle n'est pas assimilable à l'homme, du moins directement ; pour le devenir, elle a besoin d'être élaborée, modifiée, perfectionnée par sa transformation en chair manducable. Cette matière, c'est une prodigieuse quantité d'insectes de toute espèce. Ces familles diverses de sauterelles, grillons, araignées, chenilles, coléoptères, etc. Leurs larves, leurs œufs, leurs crysalides, répandus sur toute la superficie de la terre, à certaines époques de l'année.

Nous avons d'adroits pourvoyeurs pour s'en saisir, se l'approprier, se l'assimiler en leur propre substance et nous la rendre ensuite en chair copieuse et agréable ; ces dextres pourvoyeurs sont les dindonneaux, pourchassant de toute part dans les champs, dans les bois, dans les prairies, dans les landes, dans les pâturages, dans les vacants et dans les friches, partout où on les conduit, toute la matière entomologique qui tombe sous leurs yeux perçants. Ce volumineux gallinacé, le dindon, ne coûtant presque rien à nourrir, se nourrissant dans le parcours, rentrant le soir le jabot farci d'insectes, de graines sauvages, de baies et de fruits rustiques trouvés dans les haies, les lizières et les broussailles, donne, en décembre, une masse de chair succulente, nutritive et délicate.

Quel est donc le propriétaire rural, le ménage des champs le plus modeste qui ne pourrait pas ajouter quelques dindons au salé du cochon, et accroître ainsi, très-économiquement, la masse de nourriture animale. Si pauvre que l'on soit, serait-il donc impossible d'élever une demi douzaine de dindons ?

On peut en dire autant des canards, se pourvoyant de matières animales aquatiques, se nourrissant dans les eaux comme le dindon se nourrit sur la terre, et donnant, de plus, une graisse aussi délicate qu'abondante, et un foie dont la valeur peut servir à d'autres ressources.

Que de matières alimentaires les indigents laissent perdre! les limaçons, les grenouilles, les moineaux, alors qu'ils pourraient occuper à pourchasser tout cela et bien d'autres choses encore, la désœuvrance de leurs enfants. Les champignons, par exemple, croissant sous leurs pieds, à leur porte. Dites-leur que c'est là un végétal animalisé, excessivement nutritif, de bon goût; qu'ils devraient en manger pendant toute la saison et en faire sécher pour les autres saisons de l'année, au lieu de les laisser se pourrir sur pied par dédain; ces pauvres gens vous répondront : mais l'apprêt les fait revenir trop cher; nous manquons d'huile, de graisse, et puis le sel ! Et l'on se prive ainsi d'une bonne nourriture appropriée à l'estomac robuste de nos paysans; car, il est vrai, les champignons sont pesants de leur nature, mais ils lestent aussi, et voilà bien une condition qui n'est pas à dédaigner pour des infortunés.

Nous leur dirons donc : cueillez autant de champignons que vous le pourrez; ils vous nourriront bien ; assurez-vous seulement de la qualité , ne confondant pas les champignons comestibles avec les champignons vénéneux.

En attendant que le souhait de la poule au pot se réalise, l'œuf de la poule , du moins, devrait être accessible au paysan qui la nourrit. Il n'en est pas ainsi. Excepté quelques rares occasions , les œufs pondus dans la semaine sont destinés à être vendus au marché et à pourvoir , par leur produit, aux denrées de première nécessité, le sel , surtout, pour la semaine suivante. C'est ainsi , encore , que le cultivateur se prive d'un aliment très-nutritif , et qu'il s'en prive par nécessité.

Par leur analogie , les huiles tiennent , en quelque sorte , de la graisse ; c'est comme si l'on disait une graisse fluide. Si , comme elle , elle assaisonne les aliments , comme elle encore elle en corrige la nature , et , réduite à l'état savoureux par sa divisibilité dans la pâte alimentaire , elle se combine au chyle et lubrifie nos organes. L'extension des cultures oléagineuses devrait donc être conseillée et encouragée , la cherté de l'huile comme la cherté du sel privant les gens de la campagne de quelques aliments nutritifs qu'ils s'accorderaient volontiers , si ce n'était la dépense de ces deux assaisonnements.

Sans être donc des substances alimentaires proprement dites , les assaisonnements doivent être pris en considération , quant à leur manière d'agir sur elles ainsi que sur nos organes.

Ce qui n'est rien , ou du moins très-peu de chose pour les ménages aisés, est immense pour les ménages pauvres. Il en est qui perdent, chaque année, une partie de leur salé pour avoir trop économisé le sel, lors de la salaison ; et , lorsqu'il est reconnu combien la matière alimentaire animale est utile à l'homme pour modifier favorablement la matière alimentaire végétale , on gémira sur les altérations ou sur la perte que l'on éprouve par la défectuosité des salaisons, faute d'avoir mis assez de sel dès le principe.

Les divers états dans lesquels le sel est consommé méritent d'être examinés ici. En solution dans les potages , dans les sauces , dans tous les liquides , en un mot, un excès rend les aliments échauffants , parce qu'il passe de suite dans la circulation avec les fluides , absorbé qu'il est par les vaisseaux chylifères , et donne alors de l'ardeur et de l'acrimonie au sang. L'économie que sont obligés de faire , du sel , les paysans , modère cette action , qui n'est pas à craindre pour eux.

Mais ce qui leur est d'une nécessité de tous les jours et qu'ils aiment, surtout , ce qu'ils recherchent par appétence comme les animaux le font instinctivement , c'est le sel granulé, le sel craquant sous la dent, qui stimule les glandes salivaires et provoque une sécrétion abondante de salive , non seulement propice à humecter les aliments introduits dans la bouche, mais propice encore, arrivés dans l'estomac , à y constituer les éléments d'un bon suc gastrique ; car alors les parois de cet organe étant excitées , les pupilles en sont stimulées aussi , et le dégorgement de ce suc étant plus soutenu , la pâte alimentaire en est aussi plus perfectionnée, la digestion en est facilitée , l'assimilation en est plus salutaire.

Aussi , après le pain , est-ce le sel qui fait la sollicitude du cultivateur : tous ses aliments au sec ; le bouilli , ce qui est très-rare pour lui , d'ailleurs, les pommes de terre , les oignons crus , l'ail , la salade , la croûte de pain , tout cela est frotté de gros sel , dont l'effet est bien différent que le sel pulvérulent et le sel dissous , d'après les raisons dont nous venons de parler.

Les choses se passent de même chez les bestiaux ; aussi , pour obtenir chez eux un meilleur résultat du sel , le donne-t-on préférablement en gros grains que dissous en breuvage , toujours en vue de le retenir plus longtemps dans la bouche , d'y provoquer une plus grande sécrétion de sucs salivaires , par la stimulation des glandes , et un plus grand afflux de suc gastrique , par l'excitation de l'estomac. C'est ainsi que la puissance digestive, que le ton sont rehaussés dans cet organe.

On voit donc ce qu'a de salutaire pour les hommes et pour les bestiaux le sel employé sous diverses formes. Tous les aliments salés sont recherchés par les campaguards : un hareng , une pauvre sardine , sont pour eux un régal.

Le sel ! mais c'est la vie pour le cultivateur ; aussi sacrifie-t-il tout pour se pourvoir de ce strict nécessaire , de ce condiment, ou assaisonnement, stimulant , ou correctif , comme on voudra l'appeler , car il est tout cela ; aussi toutes les menues denrées , œufs , petits fromages , beurre , pigeons , volaille , légumes , dont l'usage serait si salutaire au corps , sont-elles vendues au marché , pour faire argent de tout , et s'approvisionner de sel notamment. Celui-ci , diminué d'impôt , comme tant d'hommes éclairés et consciencieux en ont eu la salutaire pensée, le laboureur, s'imposant moins de sacrifices, s'en pourvoirait plus souvent pour son usage et pour ses bestiaux, auxquels on pourrait, sinon comme en Belgique, l'administrer à raison de soixante grammes tous les jours, du moins en donner un couple de fois la semaine. Les bestiaux défraieraient bientôt de cette dépense par leur bonne santé et par leurs bons services, comme une plus grande consommation de sel défrayerait le trésor de la réduction de l'impôt, sans en aggraver d'autres, ainsi que les apologistes de l'impôt du sel ont feint de le craindre, puisque les petites fractions, plus souvent répétées, peuvent, selon les circonstances, surpasser en valeur un entier qu'on leur aura sacrifié. Demandez aux fabriques et aux quêteurs si les sous et les liards de la multitude ne garnissent pas mieux le plat que ne le font les petites pièces de quelques privilégiés de la fortune. Il en serait assurément ainsi de tous les droits, et l'indigence elle-même y suffirait sans être écrasée ou sans s'imposer de trop rudes privations.

Ce ne sera pas un hors d'œuvre que de démontrer ici l'erreur où sont tombés, même des hommes célèbres dans la science agronomique, en avançant que l'usage du sel était inutile à la santé des bestiaux, qu'ils pouvaient être très-bien entretenus, très-bien engraissés, sans l'emploi de cet ingrédient : là où les bestiaux en trouvent le supplément dans la qualité tonique et aromatique des fourrages sapides, oui, je le conçois ; mais là où ceux-ci manquent d'élaboration, dans leurs principes constitutifs, et de ce bouquet stimulant qui les rend savoureux, chez les herbages étiolés, aqueux, sans ton et sans saveur ; là, incontestablement, le sel devient indispensable pour corriger et rehausser tout à la fois les qualités flatueuses et débilitantes d'une telle nourriture ; dans les climats humides, dans les saisons trop longtemps pluvieuses, le sel devient encore nécessaire.

Sans doute, les bestiaux mangent volontiers, sans sel, les fourrages appétissants par eux-mêmes, comme l'homme mange, sans assaisonnements, les herbages aromatiques et les légumes sapides de son jardin ; mais remarquons que voilà autant de cas exceptionnels, car cette nourriture porte avec elle son propre stimulant, le correctif de la fadeur, qui est le succédané du sel.

Après cette digression du domaine de notre

sujet, répétons que, dans les cultures alimentaires et précoces, le choix des plantes potagères azotées, mucoso-sucrées, phosphatées, féculentes, un peu de chair, de laitage ou d'autres substances animales ensuite, voilà de quoi mieux se nourrir ; voilà de quoi attendre les grains légumineux, les céréales et la pomme de terre dans leur pleine culture, dans leur parfaite maturité.

Mais il ne suffit pas que les aliments soient nourrissants, l'hygiène veut encore qu'ils soient sains ; or, il n'est malheureusement que trop commun de voir l'insalubrité et la malpropreté alliées à la nourriture la plus ordinaire, et accompagner toutes les habitudes de la vie.

Ainsi, dans les campagnes surtout, par suite d'une préparation défectueuse et par le sel dont on le prive, à cause de sa cherté, le pain se moisit très-souvent, on le mange tel quel, en laissant continuer le progrès de la moisissure. Il serait mieux, dès qu'elle se manifeste, de couper le pain à tranches et de le faire sécher. Le pain moisi est encore plus malsain que la viande qui se corromp.

Le renfermer chaud dans un endroit humide, c'est aussi l'exposer à la moisissure.

Ceci amène naturellement cette remarque : c'est

qu'il faut considérer dans les aliments l'eau combinée et l'eau seulement interposée : celle-ci s'éva-
pore ; l'autre reste incorporée et inhérente à la
substance, comme dans le pain, par exemple.
L'eau n'est pas un aliment, proprement dit, mais
il n'est pas moins vrai que l'eau combinée dans les
aliments, les rend plus nutritifs. Cuits et recuits,
lorsque leur nature le comporte, la faculté nutritive s'augmente encore ; on le voit, dans le pain
et le millas grillés et retrempés après. La bouillie
avec la rapure de pain est plus saine pour les enfants qu'une bouillie farineuse. La pomme de terre
cuite, les grains bouillis ont, pour les bestiaux,
l'avantage d'être plus nutritifs que mangés crus.
Le pain desséché et mis aux soupes sera donc plus
nourrissant qu'il ne l'était auparavant : moyen pré-
cieux d'utiliser le pain qui commence à se moisir,
pain malsain dans cet état et que l'on sacrifie
souvent aux bestiaux.

Manger chaud, sortant du four, le pain et les
gâteaux, c'est dangereux pour la santé comme
pour les dents, qu'ils affaiblissent et qu'ils ébran-
lent. De même que, renfermé chaud dans un ap-
partement, le pain en vicie l'air. Tenu dans le son,
après être refroidi, le pain se conserve plus long-

temps saus sécher, ni moisir. Du reste, tout pain fait avec de la farine trop vieillie, est moins nourrissant. Le pain dans lequel entrerait la farine de seigle ergoté pourrait occasionner la gangrène sèche.

L'alimentation est toujours aidée, la digestion est toujours plus facile, le chyle toujours mieux perfectionné, les forces mieux soutenues par l'usage d'une boisson stimulante, si peu alcoolisée qu'elle soit : il en faudrait donc aussi. A l'égard des pauvres gens, pour les habitants de nos montagnes, je ne parle pas du vin, hélas! non plus... Mais là, on peut obtenir un moût propre à faire un vin cordial et agréable, savoir : avec le miel, les cérises et les poires sauvages ; d'autres fruits écrasés, les prunes surtout, et de l'eau, ce qui serait, pour le dire en passant, une occasion d'étendre l'éducation des abeilles, de multiplier le cérisier et le poirier sauvage dans leur véritable patrie, comme moyen de reboisement, d'étendre la culture du prunier, et d'exercer une industrie rurale utile sous tous les points de vue.

Mais, qui s'occupe d'industrie rurale ?.... En elle cependant l'on s'aiderait à la nourriture par le travail ; l'on serait plus retenu parce que l'on serait moins oisif ; une des causes de la désertion des campagnes cessant, l'on n'aurait plus autant à gémir sur le vagabondage et sur les désordres qui en sont la suite funeste.

Je viens de parler du cérisier, du poirier sauvages ; avec le pommier et le prunier, ce pourraient être la vigne des montagnes, un moyen facile de reboisement des lieux escarpés et des friches incultes, ainsi que de quoi fournir à nos constructions et à notre chauffage.

La petite bière pourrait facilement être fabriquée dans les campagnes, et tous les pauvres ménages pourraient s'en donner la provision en la faisant presque au fur et à mesure du besoin. Partout où se trouve la matière musoco-sucrée, on peut l'appliquer à la fabrication de boissons plus ou moins alcooliques, mais cependant assez stimulantes pour les indigents : ainsi la pulpe de betterave, de carrote et de topinambour, les prunes, les figues et autres fruits, les cosses de pois et les tiges du maïs-fourrage avant la formation de l'épi ; le son, comme matière mucilagineuse et agent de la fermentation. Ensuite la macération de quelques parties de végétaux amers et aromatiques, afin de donner du bouquet et du ton à la liqueur, le sureau, le houblon, le buis, le genièvre. Toutes ces diverses combinaisons peuvent être mises en œuvre par des mains intelligentes.

A cet égard, que l'on me permette de le dire ici, et en dehors de toute prédilection systématique, en dehors de toute sympathie de profession, mais par conviction intime seulement. L'on n'apprécie pas assez, dans les petites villes, l'avantage d'y posséder un pharmacien instruit. Chez lui, les connaissances obligées de sa profession, connaissances si variées d'ailleurs, comme l'habitude des procédés opératoires, lui permettent d'être d'un grand secours aux autorités, ainsi qu'à toutes les personnes qui, par position, se trouvent dans le besoin d'avoir recours à ses lumières, à ses conseils et à son aide en bien de choses, mais notamment au sujet des matières dont nous nous occupons ici. Oui, dans ces cas, le pharmacien est surtout l'homme des personnes charitables qui veulent exercer leurs bienfaisantes libéralités en faveur des malheureux indigents. Oui, par l'application du fruit de ses études, dans tous les cas d'épidémies, d'épizooties où la salubrité publique est compromise, dans les années de contagion et de calamités atmosphériques, partout où la science est appelée à faire rayonner ses lumières, c'est au pharmacien principalement que l'on doit faire appel, c'est à lui que l'on doit recourir directement, pour s'aider de son instruction, de son expérience et de sa pratique.

Même dans la misère, avec des soins faciles et de l'attention, l'on pourrait se loger plus commodément et plus sainement tout à la fois : à cet égard comme en bien d'autres, l'ignorance et la négligence y sont pour beaucoup. Le chanvre, cultivé de la manière dont je l'indique dans un mémoire couronné par la société royale d'agriculture de la Haute-Garonne, permettrait de se mieux vêtir aussi. Ce sont autant de moyens hygiéniques propres à seconder les bons et salutaires effets de l'alimentation. Un peu de linge, d'ailleurs, permettrait de se mieux vêtir, de changer plus souvent, et d'éviter ainsi les maladies cutanées, les dartres, la gale, les éruptions et la vermine, suite de la malpropreté.

Mieux couverts aussi, les transitions de température seraient moins sensibles, moins impressionnables ; la transpiration lente et continue s'exercerait mieux ; l'on éviterait ces répercutions subites, ces transports d'humeurs, cause trop

commune de dérangements de la santé , de maladies graves et souvent funestes. Dans les campagnes , ne perd-on pas malheureusement et trop
souvent des bêtes à laine? Pourquoi ne réserve-
rait-on pas quelques dépouilles qu'on lierait pour
faire une bonne couverture de lit et s'en envelopper
soi-même au besoin?

Une douloureuse pensée vient tout-à-coup nous
préoccuper : quel affligeant contraste! pendant que,
de toute part , on jette les hauts cris sur la misère
publique ; pendant que tout le monde s'en plaint et
s'en lamente ; pendant que , dans cette désolation
des cœurs généreux , la compassion universelle
gémit sur les calamités publiques et sur les immenses infortunes qui en sont la suite , cherchant
à les soulager ; l'on voit , d'un autre côté , des
indigents eux-mêmes dépenser follement et usurper
sur le nécessaire ; oui , sur le strict nécessaire
aux besoins , aux besoins très-pressants de leur
famille. Je ne veux pas parler même de la débau-
che crapuleuse et grossière , des excès de tout
genre auxquels on se livre brutalement par l'usage
excessif des boissons alcooliques dans les cafés-
tavernes ; excès qui , en spoliant l'avoir de la
famille , compromettent aussi la santé. Je veux

parler seulement ici de l'usage funeste de **fumer**, qui compromet l'un et l'autre. N'est-ce pas à hausser les épaules de pitié que de voir, depuis le vieillard en haillons jusques à l'enfance classée par gamins, par bambins, jusques à de tout jeunes manœuvres, embouchant tout le jour le cigare ou la pipe, s'épuisant ainsi de leur salive. **Les misérables !** ils dépensent plus en tabac à fumer **qu'en** pain, et avec les quelques sous qu'ils sacrifien[t] ainsi, ils nourriraient, durant tout le jour, un membre de leur famille au moins.

Et notez bien ; cet exutoire salivaire les épuise même en soutirant un fluide nécessaire à la bonne constitution des humeurs, fluide destiné à lubrifier la lymphe et par sa nature même à adoucir les acretés du sang. La déperdition de la salive par l'usage du fumer est donc pernicieuse à la santé et contraire aux règles de l'hygiène.

On le voit, tous les moyens hygiéniques peuvent donc être utilement invoqués, en faveur de l'indigence surtout. Convenablement combinés, ils peuvent encore concourir efficacement à la moralisation de l'enfance chez nos populations rurales, tout en améliorant en même temps l'infortune **du mé-** nage. C'est un point, ce me semble, important à considérer. Ainsi , au lieu de laisser oisifs les enfants trop petits encore pour leur confier la garde des bestiaux , on pourrait leur procurer un exercice salutaire et un peu productif en les envoyant eueillir , selon les saisons , une infinité de substances propres à être vendues à la ville. Ainsi, pour l'usage médical , les graines de genièvre , de sureau , la guimauve , le coquelicot , la violette , la camomille et autres fleurs , feuilles et racines qu'on leur désignerait ; leur faire faire la chasse aux limaçons , aux grenouilles , pour l'usage de la famille ; l'hiver , tendre des piéges aux petits oiseaux ; enfin , tant d'autres occupations plus récréatives que fatigantes , utiles au corps , à l'esprit , et au petit bien-être de l'enfance.

Terminons par un dernier mot sur la pomme de terre.

En 1845 , année de la première publication de ce petit ouvrage , après la moisson du blé, fin juillet, j'ai planté des pommes de terre dans un sol même peu propice , gras , marneux , ainsi que mes journaliers peuvent en justifier ; je les ai récoltées vers les premiers jours de novembre et en ai eu très-peu de gâtées.

Vu la sécheresse de nos étés , les pommes de

terre plantées tard réussissent sûrement, favori-
sées qu'elles sont par les bienfaisantes rosées de
septembre ; leur croissance est rapide alors : aussi
en fais-je mettre à la suite du lin, sur le défriche-
ment du farouch et après la première coupe du
trèfle, ce qui est, en outre, une bonne préparation
de la terre pour les semailles du blé d'automne.
J'en fais mettre jusque sur les ratoubles en sol frais
et substantiel, obtenant ainsi, par cette culture
dérobée, deux récoltes dans la même année. Je
donne ordinairement cette récolte à moitié fruits,
à de pauvres colons auxquels je procure ainsi du
travail et les moyens de se fournir une provision
de pommes de terre pour passer leur hiver. Les
variétés tardives les plus productives sont la Lum-
per irlandaise, la Mousson blanche, la Noble
jaune, la Mère cume, la grosse Lisse jaune. Dans
les climats où, comme le nôtre, l'on sème le blé
jusques à la fin de novembre, à la suite de la der-
nière cueillette du pastel, c'est un avantage immense que la culture de la pomme de terre tardive.

De quelles ressources ne se prive-t-on donc pas
en négligeant tous ces divers moyens de s'assurer
une subsistance pour des époques diverses et pour
des temps pénibles ! Combien une instruction plus

développée en agriculture et en économie rurale
ne fournirait-elle pas de moyens appliquables à la
question qui nous occupe ! Il s'agit donc aujourd'hui
de s'ingénier pour atteindre à la récolte prochaine
et se prémunir ensuite en cas de mauvais jours.
Chacun doit en rechercher les moyens dans les
intérêts de la société tout entière. C'est ici une
question d'ordre, une question de sécurité publique. Voyez l'Irlande ; voyez nos grandes cités in-
dustrielles, nos grands centres de population. Du
travail ou du pain ! vivre en travaillant ! Voilà les
cris, voilà les plaintes que font entendre des bou-
ches affamées. Hélas ! si le peuple vit de privations, du moins qu'il ne meure pas de faim. Si
l'indigent doit toujours rester indigent, du moins
adoucissons un peu les angoisses et les amertumes
de son indigence.

Que nous est-il réservé encore ? Où courons-
nous ? Dieu seul le sait. Mais ce que nous savons,
nous, c'est que bien des fléaux nous ont déjà frap-
pés et semblent devoir nous frapper encore ; c'est
que la main de Dieu est visiblement appesantie
sur la France et ne semble pas vouloir se retirer ;
c'est que les ardeurs de l'été prochain vont trouver
les populations misérables dans des prédispositions

singulièrement favorables aux maladies épidémiques et contagieuses, sans parler des épizooties chez les bestiaux. Ayant souffert de la faim, du froid, des vêtements ; sous le coup de toutes les privations, de toutes les misères, et des intempéries pendant un hiver si rigoureux, le corps ainsi débilité aura-t-il assez de forces vitales pour opposer une résistance salutaire au Choléra s'il nous revient, comme il le menace, comme je le crains, ainsi qu'aux émanations peut-être pestilentielles surgies des contrées que la Loire et d'autres fleuves ont inondées ?..... Dans un sinistre pressentiment, j'avertis ; puissé-je me tromper ! mais tenons-nous sur nos gardes. Un dernier mot encore.

Il est un nom significatif, un nom comme il n'y a pas d'autre nom, imposé à ces grands sinistres, à ces sinistres universels qui frappent soudain sans cause connue, sans cause appréciable, se prolongent plus ou moins, ou se reproduisent à des époques plus ou moins rapprochées : *Fléau de Dieu !* Le voilà ce nom ; tout à la fois il plombe et glace l'âme. Là où la science est en défaut ou s'égare dans de subtiles conjectures ; là où les savants sont à bout de système, les académies dans la confusion et dans le chaos ; là où le génie est vain, toutes les puissances humaines défaillantes, p'ace aux fléaux de Dieu ; forçant tout, rien ne résiste, ils suivent leur cours sans entraves comme sans contrainte.

La guerre, ainsi que nous l'avons vu. La peste cholérique, ainsi que nous l'avons vu. Les vastes inondations, ainsi que nous l'avons vu. Les incendies, ainsi que nous l'avons vu. Des brouillards sinistres, dissolvant tout à coup nos moissons, ainsi que nous l'avons vu. Une influence inconnue détruisant chez nous et partout la pomme de terre, ainsi que nous l'avons vu. La famine sévissant sur d'immenses contrées, ainsi que nous l'avons vu et se voit encore. Un rézeau funèbre enveloppant toute la nature, envenimant l'air et suscitant d'étranges maladies, comme nous l'avons vu aussi. Voilà les fléaux de Dieu.

L'on accuse de tout cela les circonstances locales, les causes atmosphériques, les constitutions météorologiques, l'électricité, tous les éléments enfin ; et que sait-on ?

En 1845, l'humidité, une saison pluvieuse, voilà la cause déterminante de la maladie des pommes de terre. Que conclurez-vous en 1846 où la saison a été opposée, sèche et chaude? Mystère, mystère ; toujours le fléau de Dieu !

Voilà mes avertissements, voilà ma part de conseil, que j'ai tracés sans m'assujettir à un ordre méthodique, laissant courir ma plume comme mon cœur l'a poussée, heureux de trouver ma part de récompense dans leur efficacité.

J'appelle à me seconder tous les cœurs généreux et sensibles. Où frapperai-je? où? A vous surtout bonnes ménagères du village ; à vous encore dames du hameau. Oui, c'est dans le cœur des femmes principalement où règne à un haut degré la commisération ; c'est dans ce sanctuaire où Dieu semble avoir placé plus intimément la pitié douce, tendre et suave, cette ineffable vertu ! Les femmes ! Elles toujours les premières invoquées, toujours les premières à secourir. Elles toujours à la brèche, toujours ingénieuses comme la bienfaisante charité, dont elles sont les ministres et le modèle. Non ! il n'est pas de femme véritablement instruite qui n'ait un cœur bon et compatissant. Eh bien ! c'est là où je frappe. Je serai entendu.

ODO AS PAOURÉS,

A l'oucasiou d'une Loutario tirado pér élés à
Verdun (Tarn-et-Garono) én 1857.

———

Paouréts ! prénets patiénço
Dins vostros adversitats :
En Dious adjats confiénço ,
Séréts pas abandounats.
L'éndrét ount ma bouno mèro
Et moun vénérablé pèro
An biscut jusqu'à la mort ;
Aquél éndrét qué vénéri ,
D'émpey lou jour qu'y nasquèri ,
Compatits à vostré sort.

Lous téns soun pla malhurousés
Pér tout lou moundé , ségur !
Et cadun a pla sas crouzés....
Més ayci nostré bounhur
Dé poudé , dé vostros pénos ,
Alaogeyri las cadénos
En vous dounén quicomét ;
Car , tout lou moundé s'émpresso ,

En bésen vostro détresso ,
Dé s'éstourri lou falsét.

Ni pér michantos annados
Cal dé pa jouts lous cayssals :
Sé las sasous déréngados
Countrarion lous trabals ,
Al sécours dé l'éndigénço ,
Imitén la Prouvidénço ,
Dél païs , las brabos gens ,
Dounén , quistén l'almoynéto ,
Déssarraran la bourséto
Pér fa déberti las déns.

Aoréts pas l'ingratitudo
D'oublida tant dé bountat ;
Saoréts , dins la servitudo ,
Bénasi la caritat.
Vostro piétat résinnado ,
S'applicara cado annado
D'éméndri vostrés défaous ;
Dious , qu'aymo vostro prièro ,
Délayssara pas la terro
Sé lou prégats pés nousaous.

Sé quistats , dins la campagno ,
Dé bricaillous dé panét ,
Trop soubén on vous régagno
Sans vous douna lou croustét.
Qualqué cop , plus caritablés ,
Dé journaliès , misérablés ,
Coumo vous éspeilloundrits ,
Dounon soupéto , vinado ;
D'un fourrup és abalado ,
Et vous n'anats atténdrits.

Soubén , dé vostro crambéto ,
Vous éstén trop éscartats ,
Démandats , pér almoynéto ,
La neyt , d'éstré rétirats.
En travers dé la muraillo ,
Dins la grangeo , sur la paillo......
Séra lé leytou qu'aorets :
Justés , dins vostro paorièro ,
Entré fini la prièro ,
En pax vous éndourmiréts.

Pla différénts d'aquél ritché ,
Entourat dé pilots d'or ;
Qu'un ver rounjur , qu'és pas chiché ,

L'y cussounéjo lou cor.

Plus malhuroux qué lou paouré ,

Vouldrio sourti ; sé cal clauré ,

Pértout sé véy éspaourit.

Véjats dounc la différénço

D'uno bouno counsciénço ;

Siéts bénits ; él , és maudit !.......

Sé paorièro n'és pas hounto

Quand lou sort vous a ruinats ;

Al froun lou rougé mé mounto

Quand , hountousés siéts noumats.

Aquél mot és uno ouffenço

Pér l'haounour , dins l'éndigénço , *

* Oui , mon cœur se sent poignardé par cette ignoble épithète de honteux ! dont on flétrit une classe de pauvres. Pauvres cachés ; pauvres secrets ; pauvres timides; passe encore : mais pauvres honteux ! Hier dans l'opulence, dans les douceurs et les commodités de la vie , aujourd'hui jetés dans l'adversité par la main de Dieu , ou ruinés par l'usure ou par la scélératesse d'un procès inique ! De quelle épithète qualifiera-t-on alors les spoliateurs, les usurpateurs gorgés d'une fortune illicite ? Ce seront des gens bien nés , des hommes comme il faut , et surtout de bonne société..... leurs femmes, des dames de bon ton... Pauvres honteux !..

Hier , nadén dins lou bounhur ;
Avey inoundat dé pénos
Azoundados dé légrémos.
Respect , respect al malhur !......

Qual séran dounc lous hountousés ?...
Vousaos , pésouls révénguts.
Poudetz fa lous ourguillousés ,
Lous paourés ana pénuts.
Sièts caoso dé lour famino ,
Et caosèréts lour ruino
Qué gardabéts lous pourcels ,
Et vostros fillos las piotos ;
Avey anats én capotos ,
Pourtats bijous et mantels.

Aco's pas dounc sur la terro

Si Jésus-Christ revenait visiblement sur la terre , lui aussi
serait un pauvre honteux !....

Dans le bouleversement social dont nous sommes les
témoins, et souvent, hélas ! les victimes, il est, et nous
nous en réjouissons, des changements d'état et de condi-
tions amenés par suite de fortunes très-honorablement ac-
quises , très-loyalement survenues ; aussi, nous nous gar-
derons bien de confondre ceux-ci avec les riches honteux
dont nous venons de parler.

Qué se trobo lou bounhur.
Rouzégats per la miséro,
Accoumoulats dé malhur,
Ayci sérian trop hurousés
Dé viouré toutjours sans crousés;
Tabé, dins soun amistat,
Dious, brisén nostros cadénos,
Récoumpénsara las pénos
Dins touto l'éternitat.

F I.

Toulouse, Imprimerie de Ph..Montaubin.